DE LA SYNDACTYLIE

CONGÉNITALE

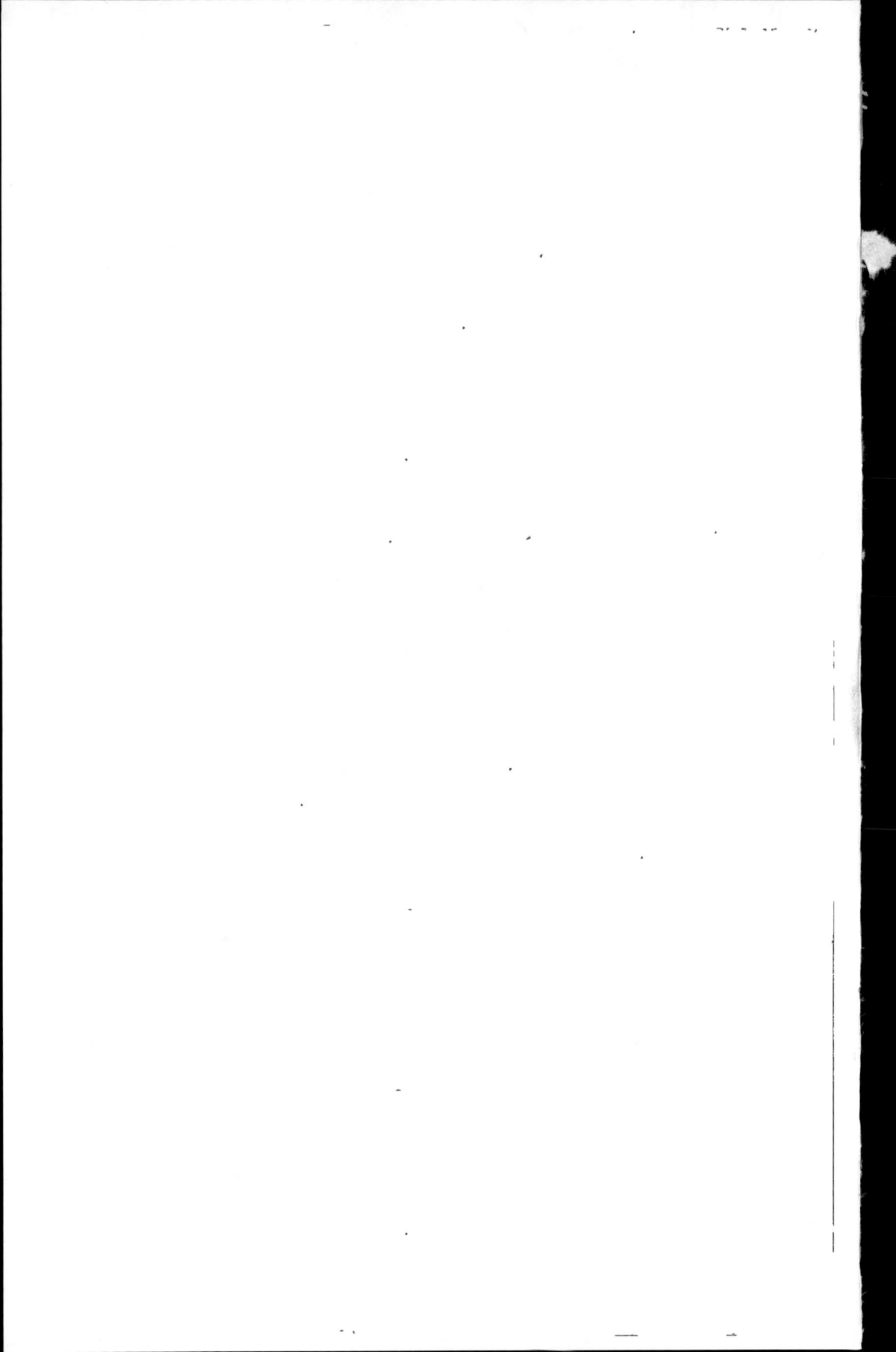

DE LA

SYNDACTYLIE CONGÉNITALE

ET DE

SON TRAITEMENT PAR LA PRESSION ÉLASTIQUE

PAR

LE Dr X. DELORE,

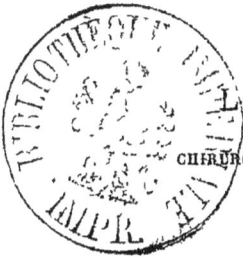

CHIRURGIEN MAJOR DÉSIGNÉ DE LA CHARITÉ.

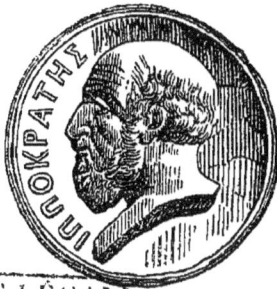

LYON

IMPRIMERIE D'AIMÉ VINGTRINIER

QUAI SAINT-ANTOINE, 35.

1861.

DE LA

SYNDACTYLIE CONGÉNITALE

La syndactylie congénitale s'observe assez rarement, et son traitement présente des difficultés que les chirurgiens ont de tout temps essayé de vaincre par des procédés divers. Le fait suivant est intéressant par le degré prononcé de la difformité et par certaines particularités du procédé employé pour obtenir la guérison.

OBSERVATION. — *Syndactylie congénitale complète, chez un jeune homme de 22 ans; séparation du pouce; guérison.*

Matthieu Escoffier (1), journalier; âgé de 22 ans, entre à l'Hôtel-Dieu de Lyon, salle Saint-Sacerdos, nº 56, le 4 jan-

_____

(1) La plupart des détails de cette observation ont été recueillis par M. Lépine, interne des hôpitaux.

vier 1860. Il jouit d'une excellente constitution ; aucun membre de sa famille, hors lui, n'est affligé d'un vice de conformation quelconque ; ses parents n'étaient pas consanguins.

Voici ce que ce jeune homme présente d'intéressant : tous les doigts de la main droite sont unis entre eux et ont la même longueur ; leur adhérence s'étend depuis leur racine jusqu'à leur extrémité. Les diverses pièces du squelette osseux ont conservé leur indépendance, autant du moins qu'il est possible d'en augurer par le toucher et quelques légers mouvements qu'on peut imprimer aux phalanges. La peau forme un sac commun très-étroit, qui se moule sur les saillies digitales et les maintient solidement rapprochées les unes des autres. En aucun point de la face dorsale il n'est possible de lui faire un pli en la pinçant ; à la face palmaire, elle est encore plus tendue. Les ongles ne sont point fusionnés, mais parfaitement distincts.

— Le *pouce* n'est pas uni à l'index d'une façon très-intime. Il y a un peu de peau entre ces deux doigts, surtout à la partie moyenne de la face dorsale. Les deux ongles sont très-rapprochés l'un de l'autre. A part cette adhérence cutanée, le pouce est parfaitement conformé ; il a des dimensions normales et chacune de ses phalanges est bien proportionnée.

Mais il n'en est pas de même des autres doigts.

Ils sont trop courts, puisque leur extrémité ne dépasse pas celle du pouce ; de plus les dimensions de leurs phalanges ne présentent pas entre elles un rapport normal.

— L'*index* a deux phalanges très-marquées, la première

phalange très-longue et la phalangette. Quant à la pha-
langine, elle existe probablement entre les deux autres, à
l'état rudimentaire, mais elle est si petite que le palper ne
peut fournir la certitude de son existence.

— Le *médius* nous offre ses trois phalanges à peu près
d'égale longueur. La troisième est invariablement fléchie
sur la seconde. Cette disposition contribue à rendre la
face dorsale convexe et la face palmaire concave.

—L'*annulaire* qui, à la face dorsale, est en grande partie
caché par le médius et l'auriculaire fait un peu saillie à
la face palmaire. On lui sent assez bien trois phalanges,
comme au médius.

— L'*auriculaire* est très-fort et très-remarquable.
Comme l'index, il ne paraît avoir, au premier abord, que
deux phalanges. Il serait possible que la 2e existât égale-
ment à l'état rudimentaire. La dernière est fléchie sur la
première en formant un angle de 120 degrés environ, de
sorte que ce doigt ressemble à un crochet solide.

Telle est l'anatomie de la difformité ; quant aux mouvements que présentent les doigts, voici ce que l'on observe : l'index est le seul doigt qui ne jouisse point de
mouvement de flexion, de sorte qu'il est un obstacle et
pour le pouce et pour les autres doigts, lorsqu'ils veulent
se fléchir. En cherchant la raison de l'immobilité de l'index,
on voit bientôt qu'elle est due au pouce lui-même, dont
la flexion normale se fait de dehors en dedans, tandis que
celle de l'index doit se faire d'arrière en avant. Ainsi les
mouvements de flexion de ces deux doigts sont entravés
par leur réunion intime.

Le petit doigt qui est le plus éloigné de l'index est aussi celui dont la flexion a le plus d'étendue. Aussi, c'est le doigt qui rend au malade le plus de services ; c'est avec lui qu'il saisit l'anse d'un seau plein d'eau et le soulève.

Le pouce, quoique gêné par son adhérence à l'index, jouit d'un faible mouvement d'opposition qui augmenterait, sans aucun doute, si l'adhérence nuisible était détruite ; c'est dans ce but que je me suis décidé à diviser le premier espace interdigital ; l'opération me parut imprudente pour les autres doigts.

Opération le 9 janvier 1860.

Une incision est pratiquée de la face dorsale, à partir de l'extrémité inférieure de l'interstice du pouce et de l'index. Simple dans une étendue de deux centimètres, cette incision se bifurque ensuite, de manière à former un lambeau triangulaire destiné à combler la commissure. La base du lambeau est au niveau des articulations métacarpo-phalangiennes et la pointe en bas. L'incision représente donc un Y. Après la dissection de ce lambeau, on achève de séparer le pouce de l'index par l'incision de la peau de la face palmaire. Le lambeau rabattu dans l'angle interdigital y est fixé par quatre points de suture. L'autoplastie ainsi pratiquée est attribuée à Zeller.

Les suites de l'opération furent simples pendant les quatre premiers jours ; mais le cinquième survint une inflammation gangreneuse qui envahit toute la plaie et détermina la mortification à peu près complète du lambeau. Le malade fut soumis à l'irrigation continue pendant six jours ; au bout de ce temps, les symptômes d'inflam-

mation ayant cessé, on fit un pansement cératé. Le 25
janvier, le bourgeonnement charnu menaçant de combler
la commissure interdigitale, j'employai pour m'y opposer
le moyen suivant : Le milieu d'un gros fil de plomb re-
courbé en haut fut appliqué dans la commissure ; les deux
extrémités de ce fil, l'une postérieure l'autre antérieure
à l'avant-bras, furent tirées en haut par les deux bouts
d'une bande de caoutchouc dont le milieu était fixé au
coude. L'effet de cette traction élastique dont on grandis-
sait la force à volonté, fut très-satisfaisant ; la commissure fut prolongée en haut, et resta non cicatrisée pendant que le reste de la plaie se guérissait rapidement. La
durée et l'intervalle des applications de ce petit appareil
fort simple, furent variés suivant les besoins de la cicatri-
sation et suivant les souffrances du malade ; on le
laissait en place 6, 12 ou 24 heures, tous les quatre ou
cinq jours une fois.

Six semaines après l'opération, la guérison était complète ; néanmoins, ce jeune homme fut encore gardé à
l'hôpital jusqu'au 31 mars, pour augmenter les mouvements des jointures enraidies, et lutter contre la tendance
rétractile de la cicatrice. Le même appareil servit encore
dans ce dernier but. Au moment de sa sortie, les quatre
derniers doigts jouissaient d'une flexion beaucoup plus
étendue et le pouce d'une opposition telle qu'il pouvait
saisir une épingle, tandis qu'avant l'opération il ne pouvait
saisir le manche d'un instrument grossier.

RÉFLEXIONS.

Ce fait intéressant peut suggérer des remarques relatives: 1º à l'époque où l'on doit opérer; 2º aux indications; 3º au procédé opératoire.

1º A quelle époque doit-on opérer? Chélius conseillait de pratiquer la division des adhérences congénitales le plus tard possible. Me fondant sur l'observation que je viens de citer, je me range à l'opinion de la plupart des chirurgiens qui opèrent de bonne heure. En attendant longtemps, on verra les articulations s'enraidir, les doigts se déformer de plus en plus, et, qui pis est, la peau devenant moins ample et plus tendue, ne plus permettre une opération restauratrice.

2º Quelles sont les indications et les contr'indications de l'opération de la syndactylie? Ici comme toujours, les opinions diverses se heurtent de front. A. Bérard, s'appuyant sur des faits heureux de Bernier et Dessaix, conseille d'opérer dans tous les cas. Plus sage, je crois, est l'avis de M. Velpeau qui repousse la division des adhérences quand il n'y a pas assez de peau pour faire les frais d'une bonne cicatrice et assurer la vitalité du doigt. C'est le souvenir de ce précepte qui m'a empêché de diviser d'autres espaces interdigitaux, quoique la chose fût facile. Une autre raison m'a encore arrêté, c'est la crainte de produire une cicatrice qui eût rendu les mouvements douloureux et les eût gênés plus peut-être que l'adhérence.

J'ai cru devoir repousser l'idée d'enlever le squelette osseux d'un doigt, du médius ou de l'annulaire, par exemple, pour les raisons suivantes : cet homme était cultivateur ; il pouvait gagner sa vie malgré sa difformité. La force de la main lui était nécessaire avant tout et bien plus que la facilité des mouvements. Or, en enlevant un doigt on risquait d'affaiblir cet organe et peut-être de déterminer un phlegmon profond, qui l'eût rendue plus tard impuissante aux rudes labeurs d'un journalier de campagne. Néanmoins cette ablation dont l'idée a été suggérée par M. Verneuil a donné d'heureux résultats.

3° Quel devait être le choix du procédé opératoire ?

Les procédés appliqués aux adhérences des doigts sont très-nombreux. M. Verneuil en a fait un historique complet et une critique habile dans la *Revue de thérapeutique médico-chirurgicale*. Examinons les pricipales ressources que l'art possède :

L'incision simple est généralement repoussée malgré les compresses, les bandelettes de diachylum de Dupuytren, les plaques de plomb, l'écartement par une planchette. Cependant elle a l'assentiment de M. Velpeau qui la combine avec la suture. C'est du reste en présence de l'incision simple qu'on se trouve quand les autres procédés ont échoué, comme dans le fait que je relate.

L'anneau de plomb, ou procédé de Rudtorffer, qui veut faire au doigt ce que fait une boucle d'oreilles, c'est-à-dire une cicatrice circulaire, est généralement abandonné malgré d'ingénieuses modifications. L'épaisseur des tissus

le rendait inapplicable chez mon malade. Il eût rempli
le rôle d'un séton ou d'un cautère.

Ayant eu occasion, il y a quelques années, de rencontrer
une syndactylie accidentelle, bornée à la première phalange du médius et de l'index, je fis construire un instrument qui devait, par une compression lente, faire adhérer
les téguments au point où je voulais plus tard établir
une commissure ; mais mon malade ne put supporter la
douleur quoiqu'il fût plein de raison et d'intelligence, et
au bout de quelques jours il abandonna le moyen que je
lui avais proposé.

L'autoplastie est le plus rationnel de tous les procédés,
surtout quand on a beaucoup de peau. J'ai choisi le procédé de Zeller ; celui de Decès qui est fort séduisant était
ici inapplicable, car il n'y avait point de membrane interdigitale.

Le procédé de Zeller est théoriquement bon, parce qu'il
semble devoir empêcher la rétraction cicatricielle ; et par
le fait, si la réunion immédiate du lambeau réussit, il s'y
oppose efficacement ; mais ces réunions, fort rares à la
main pour les membranes naturelles, ne se voient à peu
près jamais pour les tissus de cicatrices dont la vitalité
est très-faible, et une fois la gangrène produite, la déper-
dition de substance est très-considérable et les chances
de guérison amoindries. Aussi, dans les cas douteux,
mieux vaut, je crois, ne pas se fier à la réunion trop sou-
vent décevante et aborder immédiatement l'incision simple,
qui du reste a donné plus d'un succès.

En 1858, M. Verneuil ayant échoué à peu près de la

SYNDACTYLIE CONGÉNITALE
Traitement par l'incision et la pression élastique.

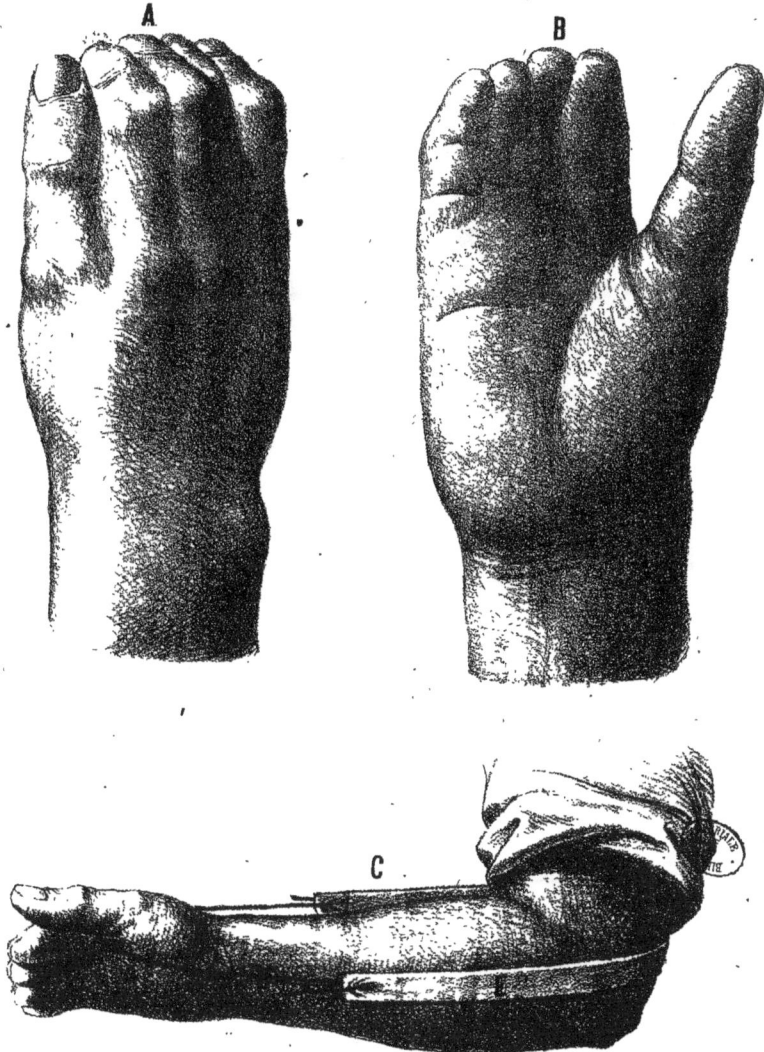

A. Avant l'Opération. B. Après l'Opération.
C. Application de l'Appareil.

même façon que moi, eut recours avec avantage à l'écartement des doigts au moyen d'une planchette.

Pour lutter contre la rétraction, Amusat détruisait chaque jour l'angle de réunion de la plaie. Le procédé que j'ai mis en usage me paraît préférable ; il produit une dépression profonde des bourgeons charnus. Il suffit pour l'employer d'un fil de plomb et d'une bande de caoutchouc, et on peut alors appliquer, graduer ou suspendre la pression à volonté ; la douleur est en général fort tolérable, et notre jeune homme a plus d'une fois réclamé lui-même l'application de l'appareil, persuadé qu'il était de son efficacité.

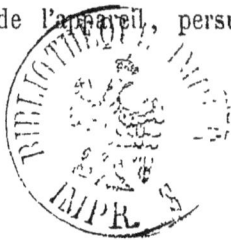